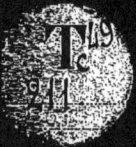

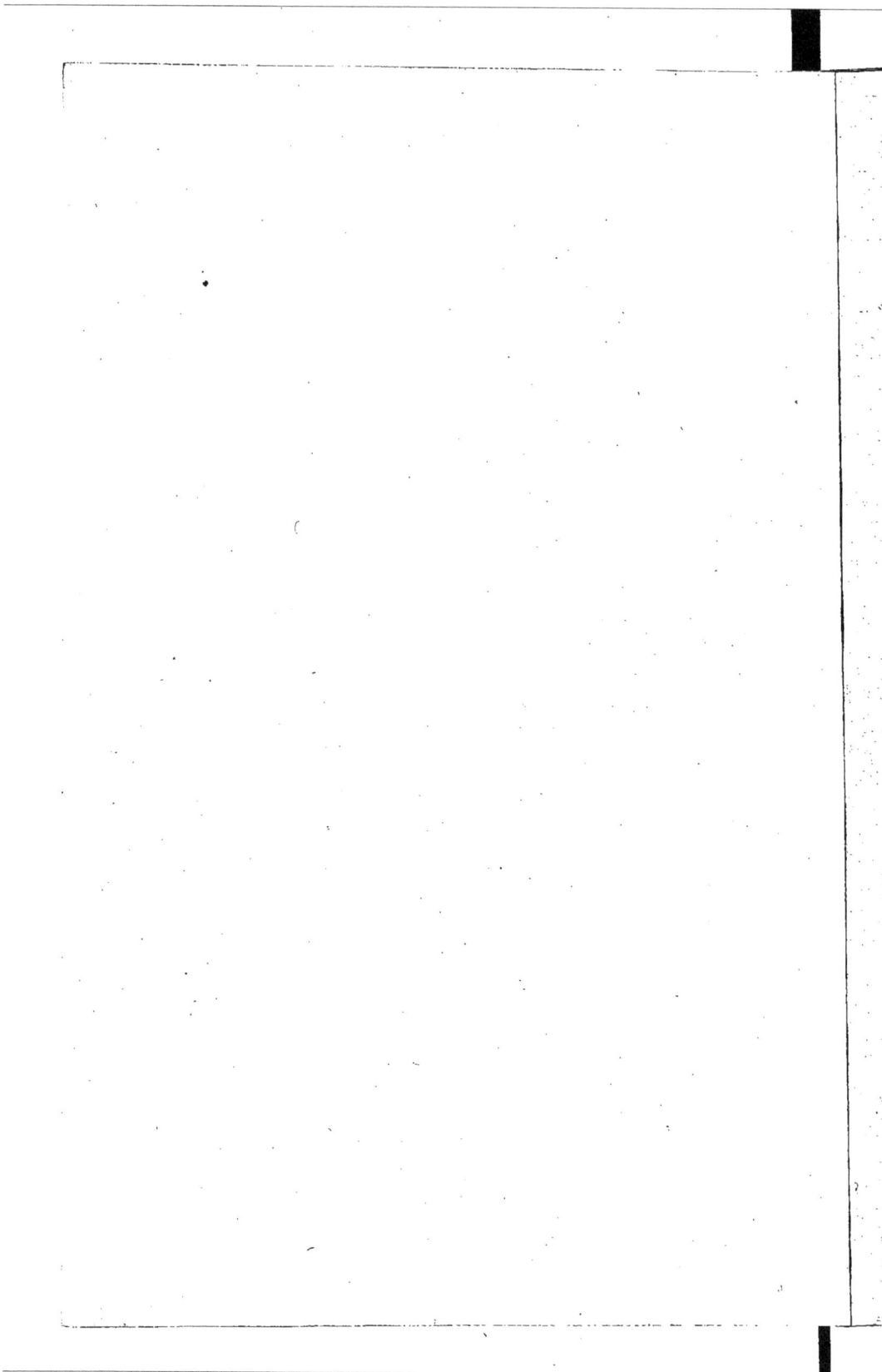

CONSEIL D'HYGIÈNE PUBLIQUE ET DE SALUBRITÉ
DU DÉPARTEMENT DU RHONE

RAPPORT

SUR

les mesures sanitaires applicables à Lyon

EN PRÉVISION DU

CHOLÉRA

PAR

M. J. ROLLET, membre du Conseil

LYON
IMPRIMERIE SCHNEIDER FRÈRES
12, Quai de l'Hôpital, 12

1883

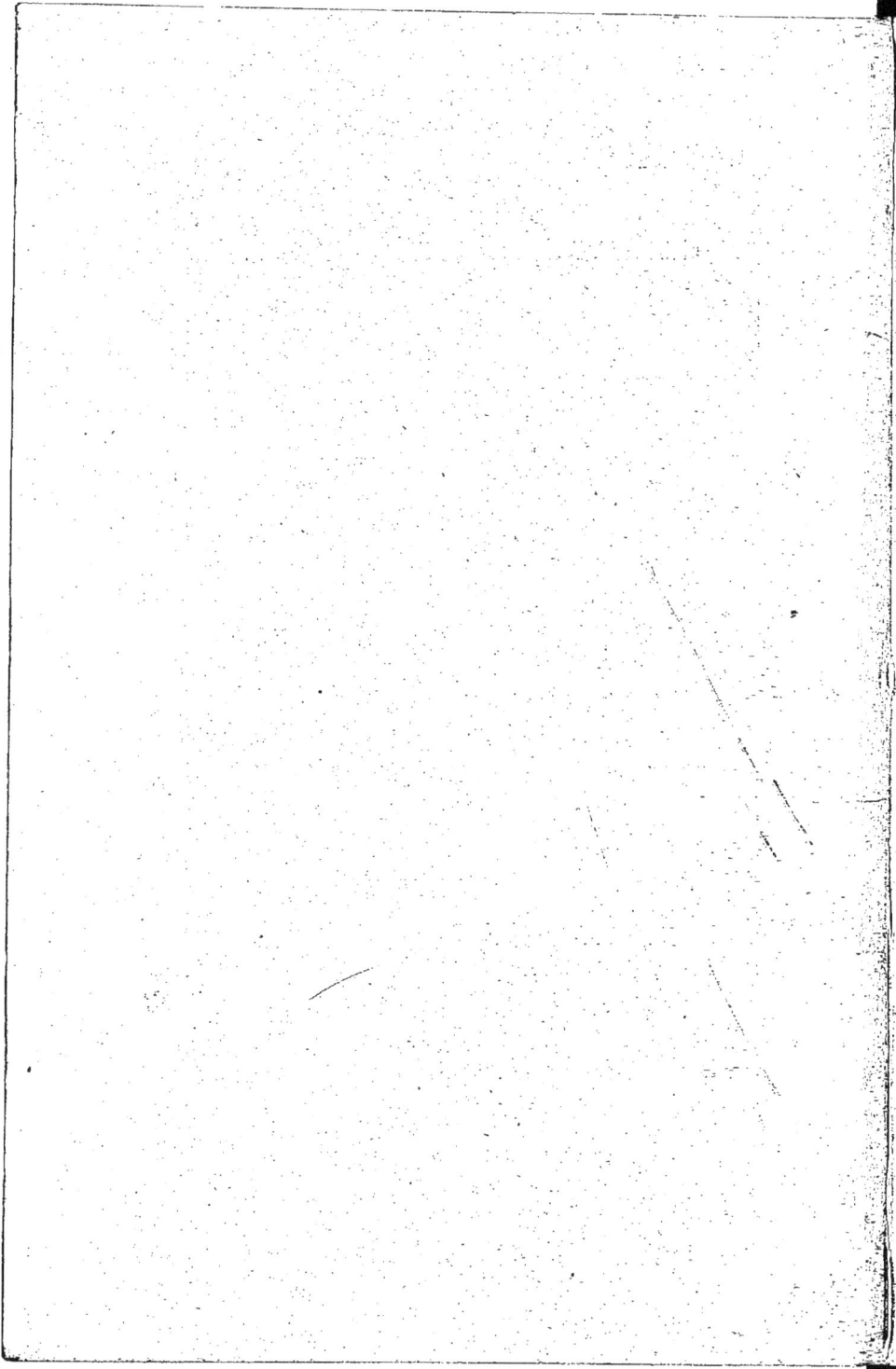

CONSEIL D'HYGIÈNE PUBLIQUE ET DE SALUBRITÉ

DU DÉPARTEMENT DU RHONE

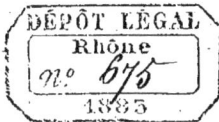

RAPPORT

SUR

les mesures sanitaires applicables à Lyon

EN PRÉVISION DU

CHOLÉRA

PAR

M. J. ROLLET, membre du Conseil

LYON

IMPRIMERIE SCHNEIDER FRÈRES

12, Quai de l'Hôpital, 12

1883

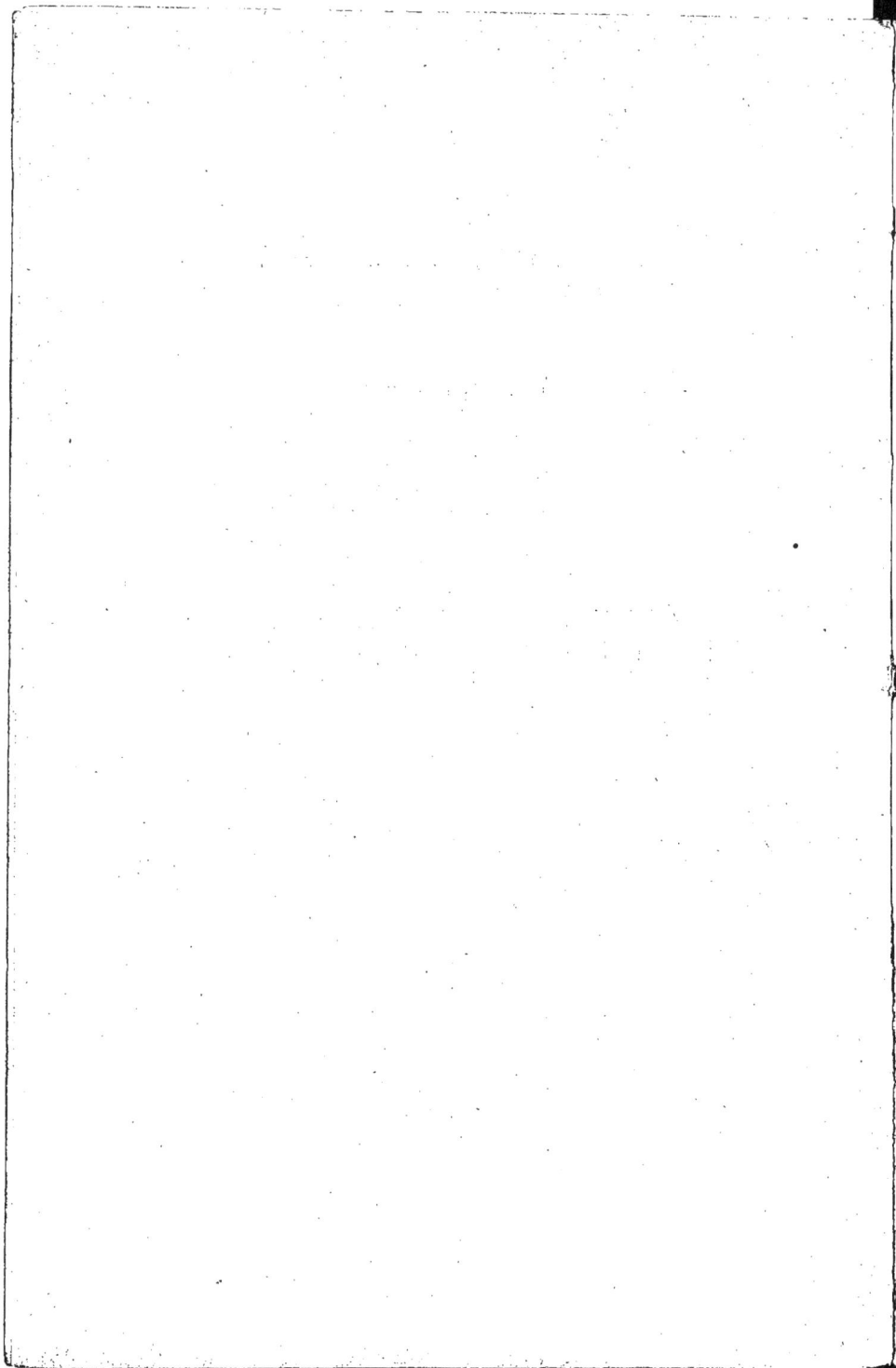

RAPPORT

FAIT AU NOM DU CONSEIL D'HYGIÈNE PUBLIQUE ET DE SALUBRITÉ

du département du Rhône

SUR

les mesures sanitaires applicables à Lyon

EN PRÉVISION DU

CHOLÉRA

Par **M. J. ROLLET**, membre du Conseil

MONSIEUR LE PRÉFET,

Le Conseil d'hygiène publique et de salubrité du département du Rhône s'est réuni sur votre invitation en séance extraordinaire le 11 août dernier, à l'effet de délibérer sur les précautions à prendre et sur les mesures sanitaires qui seraient nécessaires à Lyon, dans le cas où le choléra, qui règne actuellement en Egypte, arriverait jusqu'à nous.

Après une discussion générale dans laquelle chaque membre du Conseil a pu exposer ses vues particulières, ou les opinions reçues touchant la prophylaxie du choléra, une commission, composée de MM. Chauveau, Crolas, Delocre, Ferrand, Lacassagne, Perroud et Rollet (rapporteur), a été désignée pour faire un rapport sur cette question, en s'inspirant des idées émises au cours de la discussion.

Ce n'est pas la première fois que le Conseil est appelé à proposer des mesures préventives contre le choléra. Ce fléau nous a menacés à plusieurs reprises ; il a même fait dans le département du Rhône un assez grand nombre de victimes, mais jamais il ne s'est répandu à l'état d'épidémie généralisée dans notre ville.

En 1832, Lyon échappa complètement à l'épidémie qui s'étendit sur la plus grande partie de la France. En 1835, notre ville ne fut pas atteinte davantage par le fléau, qui de Marseille remonta la vallée du Rhône. En 1849, un conducteur de diligence, venu de Paris, succombait à Lyon en quelques heures à une attaque de choléra, mais sans devenir le point de départ d'aucune infection. La même année, le 12ᵉ de ligne, venant de l'armée des Alpes, présenta plusieurs cas de choléra. Sur 91 cas qui se développèrent soit dans l'armée, soit dans la population civile, il y eut 42 décès militaires et 14 civils. En 1854, l'épidémie fut plus sérieuse : l'Hôtel-Dieu reçut son premier cholérique le 10 juillet ; le fléau régna pendant les mois d'août et septembre et disparut au mois d'octobre ; il causa, soit dans les hôpitaux, soit en ville, 525 décès. En 1855, une épidémie nouvelle eut lieu du 16 août au 12 novembre, et fit 100 victimes environ.

Si l'on songe aux ravages qu'a faits le choléra dans beaucoup de villes présentant le même nombre d'habitants que la nôtre, on peut dire que Lyon, placé entre deux foyers redoutables, Paris et Marseille, a développé une force remarquable de résistance, à l'exception pourtant de l'année 1854 où l'épidémie prit une certaine extension.

Toutefois, la Commission ne se fait pas illusion sur cette prétendue immunité de la cité lyonnaise à l'égard du choléra. Elle ne peut pas la considérer comme absolue, et elle pense que plus notre ville présentera de bonnes conditions générales de salubrité, moins le germe cholérique y trouvera des éléments de reproduction et de propagation.

Elle croit que notre situation hygiénique est loin d'être satisfaisante, et aujourd'hui comme en 1874, année dans laquelle éclata à Lyon une épidémie grave de fièvre typhoïde, elle appelle toute l'attention de l'Administration sur les eaux de consommation de la ville qui sont insuffisantes, sur les égouts qui répandent dans nos rues des odeurs parfois insupportables et sur d'autres causes d'insalubrité nécessitant des mesures générales d'assainissement dont l'adoption est urgente en prévision d'une invasion épidémique.

Mesures de salubrité générale.

En 1853, le Conseil d'hygiène, consulté sur la question des égouts, était d'avis qu'il ne fallait établir ces canaux souterrains qu'après que la ville serait en mesure de les assainir au moyen d'une fourniture d'eau abondante. En 1874, il existait à Lyon environ 80,000 mètres d'égouts, et malgré le traité intervenu entre la ville et la Compagnie des eaux, le Conseil, dans son rapport sur la fièvre typhoïde, reconnaissait que le lavage de ces conduits exigeait un nouvel approvisionnement d'eau. Aujourd'hui notre réseau d'égouts s'est encore étendu, notre provision d'eau est loin de s'être accrue dans la même proportion, et les périls de cette situation sont évidents. Qu'il survienne une épidémie, l'Administration se trouvera dans l'impossibilité de maintenir la ville dans un état de propreté convenable. Elle prescrira des lavages qui ne pourront pas être exécutés ; elle entendra journellement des plaintes sur des causes d'insalubrité qu'elle n'aura pas les moyens de faire cesser.

Aussi la Commission est unanime pour demander à l'Administration de donner le plus tôt possible une solution à la question des eaux, pendante à Lyon depuis si longtemps. Les égouts construits dans les dernières années et qui, si l'eau de lavage leur avait été largement distribuée, auraient placé notre ville dans des conditions nouvelles et beaucoup plus favorables de salubrité, nous laissent donc pour le moment dans une grande incertitude.

Nous craignons, en effet, que la résistance que la ville a présentée au choléra jusqu'en 1855, n'ait été beaucoup affaiblie depuis lors, et qu'en pensant assainir Lyon, on ne l'ait au contraire rendu momentanément plus accessible aux épidémies en créant ces canaux dont l'existence devrait être partout inséparable d'une abondante irrigation. L'eau de consommation, dans toutes les villes, ne doit pas seulement être abondante, elle doit aussi être pure et de bonne qualité, et tous les hygiénistes sont d'accord pour reconnaître que souvent la propagation du choléra s'est faite par les eaux potables qui manquaient de salubrité. C'est même cette nécessité de ne fournir aux habitants que des eaux pures, et aussi complètement filtrées que possible, qui empêche la Compagnie d'envoyer dans la ville des eaux puisées à même dans le Rhône, de manière à alimenter plus largement le service public. C'est d'une eau débarrassée par la filtration dans les galeries de St-Clair de toutes les impuretés extérieures, que le service des particuliers a essentiellement besoin.

Nous engageons donc vivement l'Administration à

veiller tout à la fois à ce que l'eau de lavage, destinée
à assurer la propreté des rues et des égouts, soit aussi
abondante que possible, et que l'eau potable fournie
aux habitants soit d'autre part d'une pureté irrépro-
chable. Pour des motifs que nous aurons bientôt l'occa-
sion d'exposer, la population, en temps d'épidémie, ne
doit pas faire usage d'eau de puits. Si la Compagnie ne
lui fournit pas une eau suffisamment pure, on en vien-
dra sans doute à recommander chez nous les précautions que l'on prend partout où l'eau n'est pas de
bonne qualité, et qui consiste à ne faire usage de
cette eau dans l'économie domestique qu'après l'avoir
fait bouillir pour la débarrasser par la chaleur des
germes morbides qu'elle pourrait contenir.

Les égouts ne doivent pas seulement être lavés à
grande eau, il faut aussi les curer, les désinfecter.
Les opérations seront effectuées principalement dans
les points où il y a des stagnations de matières insalubres. Souvent ces points sont indiqués dans la rue
par des odeurs qui s'exhalent par la bouche des
égouts; journellement on signale des rues où ces
odeurs sont très prononcées et appellent des mesures
immédiates de désinfection.

Les vidanges doivent aussi être l'objet d'un redou-
blement de surveillance de la part des agents de l'Administration. Les appareils mis en usage seront partout
d'une herméticité complète. On tiendra la main à ce que

les gaz retirés du tonneau au moment de l'aspiration
soient dirigés sur le foyer et soumis à une combustion
énergique. On désinfectera la fosse avant et après la
vidange. On veillera à ce que le transport des matières
dans les dépotoirs et dans les usines à transformation
se fasse avec le moins d'inconvénients possible pour le
public.

Ces usines sont celles dont le voisinage se plaint
avec le plus de raison. Il s'en échappe des odeurs très
pénétrantes et très incommodes pour les quartiers
où elles se répandent. Pourtant, le Conseil estime qu'on
a beaucoup fait pour la salubrité en obligeant les
compagnies, soit dans les opérations de vidange, soit
dans celles des usines à transformation, à brûler
leurs gaz. Ces gaz soumis à la combustion cessent
d'être dangereux pour la santé publique. Ils peuvent encore être des causes d'incommodité parce que
le feu ne les débarrasse pas de toutes les odeurs qui
leur sont inhérentes; mais les microbes, les germes
morbides qu'ils peuvent transporter avec eux ne résis-
tent pas aux hautes températures des foyers qu'on
leur fait traverser; et quand l'opération est bien faite,
comme il est du devoir de l'Administration de l'exiger, elle offre à l'hygiène des garanties incontesta-
bles qu'aucun autre mode de désinfection ne saurait
présenter au même degré. D'autres usines ou ateliers,
et principalement les établissements qui traitent les

2

matières organiques, ont besoin également d'être sur-
veillés, afin que les prescriptions sanitaires auxquelles
ils ont été assujettis soient exactement remplies. En
tout temps l'Administration doit exercer cette surveillance, mais en temps d'épidémie il est bon qu'un
service spécial d'inspection soit organisé et que ce
service soit en rapport avec le Conseil d'hygiène
qui indiquera, si c'est nécessaire, les prescriptions
nouvelles que pourrait exiger la salubrité.

Les logements insalubres réclament à Lyon toute
l'attention de la Commission chargée de veiller à
ce que les habitations privées ne soient pas une
cause de maladie pour ceux qui les occupent. Les
logements garnis où séjournent un grand nombre
d'ouvriers, et qui présentent pour la plupart les
inconvénients graves de l'encombrement doivent atti-
rer particulièrement l'attention de l'Administration.
Ces logements ont été l'objet de divers arrêtés de
police qu'on fera bien d'exécuter dans toute leur
rigueur. Les locaux administratifs seront réparés et
désinfectés avec le plus grand soin. On profitera
des vacances scolaires pour exécuter dans les divers
établissements d'instruction primaire ou secondaire,
les réparations qui seront jugées utiles par des
commissions nommées spécialement à l'effet de les
visiter et de se rendre compte de leur état actuel.
Enfin, des précautions seront prises pour que les

denrées alimentaires et les boissons de mauvaise qualité soient écartées de la consommation ; pour que les fossés d'enceinte, les mares d'eau stagnante, les cours d'eau, les bas-ports, les rues, les cours, les allées, les caves soient tenus en bon état. Les fossés d'enceinte notamment reçoivent sur plusieurs points des eaux ménagères ou industrielles et des détritus organiques de toutes sortes qui les rendent insalubres. Il importe essentiellement de faire dis- paraître toutes ces causes d'infection. On l'a dit avec beaucoup de raison : les ravages du choléra et de la plupart des épidémies sont proportionnés à la masse des matières insalubres répandues dans les villes. Il en est du principe contagieux de ces maladies importé dans une localité comme de l'étin- celle qui donne lieu à des incendies, lesquels sont proportionnés, eux aussi, non pas à cette étincelle, mais à la masse des matières combustibles au mi- lieu desquelles elle jaillit. Si notre ville a été préservée jusqu'à ce jour d'épidémies cholériques graves, ce n'est pas, comme nous l'avons vu, que le germe de la maladie ne soit pas arrivé jusqu'à elle, c'est que ce germe lui est venu alors qu'elle se trouvait dans de bonnes conditions de salubrité, con- ditions que tous nos efforts doivent tendre à réali- ser dans le présent au même degré au moins qu'elles l'ont été dans le passé.

Mesures spéciales.

Ces mesures visent moins la salubrité générale que la prophylaxie spéciale de la maladie par une action directe exercée sur son principe même, c'est-à-dire sur le microbe ou le germe cholérique qui peut venir chez nous des pays infectés et qui, en se multipliant plus ou moins librement, propagera l'infection sur des points plus ou moins étendus de la cité.

Nous sommes personnellement désarmés contre l'importation possible de la maladie dans notre ville. Notre seul préservatif réside dans les mesures quarantainaires établies sur le littoral de la Méditerranée, et nous ne pouvons qu'exprimer le vœu que ces mesures continuent à être prises avec la plus grande énergie. Nous avons au contraire plus d'un moyen à mettre en œuvre pour circonscrire la maladie si elle arrive jusqu'à nous, pour limiter ses ravages et, au début surtout, pour restreindre ou empêcher la multiplication et la dissémination de ses germes en agissant directement sur les malades et plus spécialement sur leurs déjections. C'est dire assez que, pour obtenir ce résultat, l'Administration doit faire appel au corps médical et que si elle peut, par elle-même, réaliser toutes les mesures de précaution précédemment indiquées, le concours du corps

médical lui est nécessaire pour assurer l'exécution
de celles qu'il nous reste à lui proposer.

Sections sanitaires.

Déjà en 1849, le Conseil d'hygiène avait proposé de
diviser Lyon, en prévision du choléra, en un certain
nombre de sections sanitaires ou postes médicaux
desservis par les médecins de la ville et destinés à
porter secours aux malades, ou à exécuter diverses
mesures de préservation jugées nécessaires; aujour-
d'hui c'est l'institution qui nous paraîtrait la plus
urgente à créer si le choléra nous menaçait de plus
près.

Les postes médicaux doivent être établis de manière
à ce qu'ils fonctionnent avec facilité, soit qu'ils aient
pour but de secourir les malades indigents, d'assurer partout la désinfection et de réaliser autant que
possible l'isolement des cholériques; soit qu'ils aient
à veiller à ce que les individus qui ne peuvent pas
être traités convenablement à domicile, soient de
suite dirigés vers l'établissement hospitalier spécialement institué pour cette catégorie de malades. Indiquer ici les points de la ville où devront être
établis ces postes médicaux, le nombre de ces postes,
les noms et les attributions des médecins qui devront
les occuper, le matériel dont ils devront être pourvus,

3

la nature des désinfectants dont il convient de les munir, serait évidemment prématuré. Tout ce que nous pouvons dire dès à présent, c'est que, devant faire jouer un grand rôle à nos voies fluviales pour le transport des malades à l'hôpital d'isolement, il serait tout naturel de choisir pour emplacements de ces postes des points de la ville situés sur les quais, en des endroits facilement abordables par les bateaux, et en rapport avec les quartiers les plus populeux et qu'on peut déjà considérer comme devant fournir le plus de victimes à l'épidémie.

Nos prédécesseurs avaient divisé la ville en dix sections; chacune de ces sections devait avoir en permanence deux médecins au moins; le nombre des médecins attachés à chaque section était de seize. Le corps médical lyonnais peut aisément fournir un personnel assez nombreux et assez dévoué pour desservir tous ces postes, et même un plus grand nombre si c'était nécessaire. Nous ne nous étendrons pas davantage sur ce sujet, car si l'épidémie était à nos portes et que le moment fût venu de procéder à cette organisation, nous pensons que les intéressés devraient être consultés, et que tout en déterminant les fonctions qu'auraient à remplir les médecins dans ces postes de secours, l'Administration ferait bien de laisser ceux-ci libres de s'enrôler dans les sections où ils croiraient pouvoir rendre le plus de services.

Isolement des malades.

L'isolement des cholériques est une mesure commandée par le caractère contagieux et par la nature même du principe transmissible de la maladie. Les études faites pendant les dernières épidémies ont mis hors de doute ce point capital que le principe générateur du choléra, contenu dans les déjections stomacales et intestinales des malades, s'en dégage au contact de l'air au bout d'un certain temps. L'expérience a fait admettre que ce principe se répand dans l'air ambiant, mais qu'il s'attache surtout aux linges, aux hardes, à la literie, à toutes les substances susceptibles de s'imprégner des matières des déjections ; qu'il peut conserver son activité dans l'eau, infecter le sol, les fosses d'aisances, les égouts, les cloaques, les puits, les réservoirs, les cours d'eau. Dans un sol poreux en rapport avec des eaux souterraines, il peut cheminer de proche en proche à une certaine distance du point de départ. En outre, on le voit tantôt manifester d'emblée son activité, ou bien rester à l'état latent jusqu'au jour où, sous l'influence de certaines conditions de chaleur et de sécheresse, il se dégagera avec des effets plus ou moins pernicieux. C'est en raison de ces faits que, sans parler pour le moment de la désinfection, l'isolement des cholériques est jugé nécessaire par tous les hygiénistes.

Dans la lettre de M. le Président de l'administration des Hospices de Lyon, en date du 2 août, que vous avez bien voulu nous transmettre, nous avons vu que le Comité médico-chirurgical des hôpitaux était complètement de cet avis puisqu'il propose : 1° que les cholériques soient absolument isolés; 2° qu'aucun cholérique ne soit admis dans les hôpitaux même à titre temporaire; 3° que des postes de secours soient installés sur des points déterminés; 4° que les cholériques soient traités dans des baraquements spéciaux, pourvus de services généraux indépendants; 5° que les baraquements soient installés de préférence au Grand-Camp, où il conviendrait de recevoir les malades civils et militaires; 6° qu'à la fin de l'épidémie les baraquements soient brûlés sur place pour éviter toute chance de contamination.

Le Conseil ne se croit pas autorisé à traiter seul cette question de l'isolement des malades, qui ne peut être effectué qu'avec le concours de l'Administration des Hospices. Il ne juge pourtant pas inutile de dire ici toute sa pensée sur l'emplacement que l'on devra choisir de préférence pour y établir un hôpital de cholériques. Il sait que dans cet hôpital toutes les précautions seront prises pour recevoir et désinfecter les déjections des malades, et pourtant il doute que ces précautions suffisent pour empêcher complète-

ment la contamination du sol où sera établi l'hôpital
et celle du voisinage.

L'expérience qu'il a acquise en ce qui concerne les
établissements insalubres lui a montré en effet qu'il
est impossible de préserver d'une manière absolue
soit le sol, soit l'air, dans un certain rayon autour
d'eux. Les matières qui sont traitées dans ces établissements, même les plus précieuses, celles que les
usiniers ont le plus d'intérêt à recueillir se perdent
plus ou moins dans les manipulations auxquelles elles
sont soumises. Quant aux résidus solides, liquides ou
gazeux, malgré toutes les prescriptions administra-
tives, ils nuisent toujours à des degrés divers au
voisinage.

Espérer que l'hôpital d'isolement fera exception, que
son emplacement, au point qui a été désigné, échap-
pera à toute souillure et qu'aucune infection de
proche en proche n'est à craindre, c'est se faire une
illusion qui pourrait devenir dangereuse pour la cité.
En effet, le terrain du Grand-Camp est très poreux;
c'est un gravier où l'on trouve à une très petite pro-
fondeur la nappe souterraine. Cette nappe s'étend à
une grande distance dans les Brotteaux et commu-
nique avec celle de la presqu'île. Elle alimente la
plupart de nos puits; elle a son écoulement dans le
même sens que le Rhône. L'infection de la nappe
aquifère du Grand-Camp risquerait évidemment de se

communiquer à toutes les parties basses de la ville.
D'autre part, le puisage de la Compagnie des eaux se
fait à une petite distance en aval de cet emplacement,
de telle manière que les eaux potables distribuées
à la population pourraient aussi être infectées. Elles
deviendraient en tout cas l'objet d'une suspicion qu'il
faut à tout prix éviter. Pour tous ces motifs, le Conseil
estime qu'à Lyon l'hôpital des cholériques, au lieu
d'être placé en amont de la ville, devra être reporté
aussi loin que possible en aval, et que c'est à la pointe
de Perrache, dans la presqu'île (voir sur la carte l'emplacement proposé par le Conseil), ou sur la rive gauche
du Rhône qu'il aura le moins d'inconvénients pour
la salubrité.

Admettons que tel soit, en effet, l'emplacement choisi
par l'Administration : on n'a pas à craindre que la
nappe souterraine, après avoir été infectée, propage la
maladie dans la ville, car son courant, qui est dans
le sens opposé, ne le lui permettrait pas. En second
lieu, les déjections cholériques, recueillies avec soin
dans l'hôpital, n'auraient à parcourir qu'un trajet insi-
gnifiant pour arriver aux usines à transformation des
vidanges où elles seraient, on peut dire, radicalement
désinfectées; car dans ces usines les matières sont
traitées par l'acide sulfurique et les gaz qui se dégagent
dans les diverses opérations traversent de puissants
foyers où ils sont brûlés. Enfin, cet emplacement per-

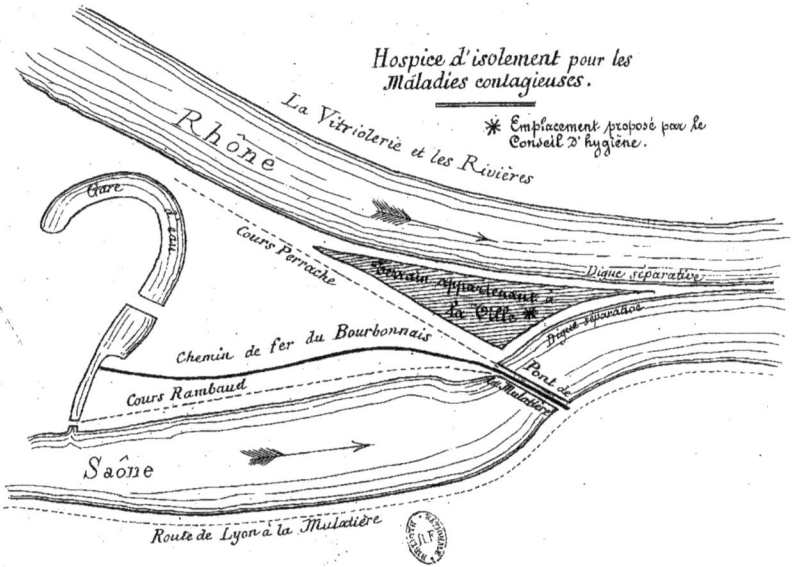

Hospice d'isolement pour les
Maladies contagieuses.

✻ Emplacement proposé par le
Conseil d'hygiène.

Rhône

La Vitriolerie et les Rivières

Gare

Cours Perrache

Terrain appartenant à
la Ville ✻

Digue séparative.

Digue séparative.

Chemin de fer du Bourbonnais

Cours Rambaud

Pont de
Mulatière

Saône

Route de Lyon à la Mulatière

mettrait de faire arriver les cholériques de tous les points de la ville à l'hôpital par la voie fluviale, dans des bateaux exclusivement affectés à ce transport.

Le Conseil, encore une fois, ne se prononce sur cette question que d'une manière générale et il demande que l'avis du Conseil d'administration des Hospices et celui du Comité médico-chirurgical des hôpitaux soient pris de nouveau; mais, bien convaincu que la propagation du choléra se fait souvent par les nappes aquifères du sol, et par les eaux potables, il est décidé à ne pas transiger sur les principes qui l'engagent à adopter comme emplacement d'un hôpital spécialement destiné aux cholériques de Lyon le midi plutôt que le nord de la ville, et le rivage, les quais plutôt qu'un centre de population agglomérée.

Transport des malades.

Le Conseil, en donnant la préférence au transport des cholériques par la voie fluviale, a considéré surtout que nos deux cours d'eau sont extrêmement bien placés pour amener à la pointe de Perrache les malades des différents quartiers de la ville. Des chaises à porteurs ou des brancards mis en dépôt dans les postes de secours iraient prendre les cholériques à domicile pour les conduire sur le point le plus rapproché du rivage, où des bateaux les rendraient à destination. Ce mode de transport aurait un autre avantage, c'est de permettre aux malades de recevoir pendant le trajet les soins nécessités par leur état, état toujours très grave dès le début du mal, c'est-à-dire alors que la médication a le plus de chance de succès. Le trajet aurait lieu de cette façon sans qu'on ait à craindre la chute des déjections sur la voie publique. Il se ferait rapidement, sans secousse, dans la position assise ou couchée et dans d'excellentes conditions d'espace et d'aération.

Désinfection et désinfectants.

Après le soin de faire transporter les malades à l'hôpital, une des fonctions les plus importantes des médecins attachés aux postes de secours sera d'opérer ou du moins de surveiller la désinfection des locaux occupés par les cholériques. Toutefois, les fonctions de ces médecins rencontreraient dans leur accomplissement des difficultés insurmontables si les cas de choléra qui se produiront n'étaient pas déclarés à l'autorité, et si celle-ci n'usait pas des droits que lui donne notre législation relative à la police sanitaire pour que cette déclaration ait toujours lieu, et dans le plus bref délai possible.

Il est vrai que le Conseil d'hygiène publique et de salubrité de la Seine, ayant à se prononcer sur cette question, n'a pas cru que la déclaration des cas de choléra fût obligatoire pour les médecins. Dans sa séance du 27 juillet dernier, il a élaboré un projet d'ordonnance de police d'après lequel le médecin trai- tant serait invité à avertir les propriétaires de garnis ou les familles de tout cas de choléra qu'il aurait constaté, en laissant à ceux-ci le soin d'en faire la déclaration à l'autorité. Mais dans cette circonstance, le Conseil de la Seine ne nous paraît pas avoir suffisam- ment tenu compte de notre législation et c'est en vain qu'il voudrait affranchir les médecins d'un devoir que la loi leur impose. La déclaration obligatoire des cas de maladie en temps d'épidémie est inscrite dans notre code, et la loi de 1822, qui n'a jamais été abrogée, est formelle sur ce point. L'article 13 de cette loi est ainsi conçu : « Sera puni d'un emprisonnement de 15 jours à 3 mois et d'une amende de 50 à 100 francs tout indi- vidu qui, n'étant dans aucun des cas prévus par les articles précédents (ces cas se rapportent aux agents sanitaires), aurait refusé d'obéir à des réquisitions d'urgence pour un service sanitaire, ou qui, ayant connaissance d'un symptôme de maladie pestilentielle, aurait négligé d'en informer qui de droit. Si le prévenu de l'un ou l'autre de ces délits est médecin, il sera, en outre, puni d'une interdiction de un à cinq ans. » L'au- torité, loin d'être désarmée en temps d'épidémie, possède au contraire des pouvoirs qu'on aurait plutôt lieu de considérer comme excessifs, si le but qu'elle se propose d'atteindre n'était pas de sauvegarder des intérêts supérieurs, en protégeant la vie de toute une population aux prises avec le fléau épidémique.

C'est après la déclaration faite des cas de maladie par le médecin traitant, ou par toute autre personne qui en a connaissance que commence le rôle du médecin des postes de secours : c'est lui qui intervient alors près du malade, soit pour le faire transporter à l'hôpital, soit pour lui donner les soins que réclame son état. Mais ces soins ne peuvent être utilement donnés à domicile que si le malade n'est pas indigent. Il y a même toute une catégorie d'individus qui, sans être indigents, devraient être sollicités à entrer à l'hôpital d'isolement : ce sont les étrangers qui tombent malades dans les hôtels ou dans les garnis de la ville. En effet, l'isolement des cholériques, qui est une mesure de première importance surtout au début de l'épidémie, ne peut être convenablement réalisé qu'à l'hôpital, et partout ailleurs le seul moyen prophylactique à mettre en œuvre avec des chances sérieuses d'efficacité, c'est la désinfection. Nous n'avons pas à indiquer ici comment doit être pratiquée cette opération; elle doit porter surtout, comme nous l'avons dit, sur les déjections cholériques; mais celles-ci seront poursuivies, bien entendu, partout où elles sont susceptibles de se répandre et de se transporter.

Les postes de secours doivent donc être largement

pourvus de substances désinfectantes. C'est là que le public sera invité à se procurer ces matières que l'Administration devra mettre gratuitement à la disposition des familles atteintes par l'épidémie; c'est là aussi qu'il trouvera les médecins chargés de lui enseigner le meilleur usage de ces matières et de surveiller la désinfection et, au besoin même, d'exiger qu'elle se fasse partout selon les règles.

A Lyon on se procurera facilement tous les désinfectants nécessaires et le Conseil d'hygiène est prêt à donner à ce sujet toutes les indications qui pourront être utiles, soit pour le choix, soit pour le mode d'emploi de ces préparations.

En définitive, l'épidémie cholérique n'est pas tellement menaçante pour Lyon qu'il y ait lieu de mettre sans retard en pratique toutes les ressources de la préservation. Les mesures de salubrité générale sont seules urgentes et susceptibles d'être immédiatement appliquées. Ce sont celles que nous recommandons particulièrement à l'Administration. Ces mesures concernent surtout les eaux de consommation, les égouts, les vidanges, les usines, les logements insalubres, les locaux administratifs, les écoles, les cours d'eau, les mares, les rues, les allées, les cours, les caves, etc. Il importe de redoubler dès à présent de vigilance à l'égard de tous ces agents possibles de développement et de propagation du choléra.

Sans être plus menacés que nous ne le sommes, il faut faire disparaître tous les foyers d'insalubrité qui peuvent exister dans la ville et se rappeler que toute matière insalubre peut devenir, en temps d'épidémie de choléra, une matière cholérigène.

Il faut surtout reconnaître qu'avant de multiplier les égouts sous nos rues, on aurait dû se procurer des masses d'eau suffisantes pour les laver, et bien se pénétrer de cette vérité que tout retard apporté dans la solution de cette grave question des eaux est un péril pour la santé publique dans notre ville.

Quant aux mesures spéciales de prophylaxie : division de la ville en sections sanitaires, création d'un hôpital d'isolement pour les cholériques, moyens de transport pour les malades, désinfection et désinfectants, il importe beaucoup de s'entendre dès à présent sur la manière dont on devra, le cas échéant, les réaliser, mais rien n'en rend pour le moment l'application urgente.

A ce sujet, Monsieur le Préfet, nous vous demandons, si l'épidémie devenait plus menaçante, de réunir une Commission composée du Conseil d'hygiène, auquel seraient adjoints un certain nombre d'autres membres choisis surtout parmi les Administrateurs des Hospices, les Directeurs du service de santé militaire et les membres du Comité médico-chirurgical des hôpitaux.

Cette Commission, en temps d'épidémie, deviendrait le Comité central chargé de la direction de tous les services sanitaires. Elle aurait avant tout pour mission de régler dans tous leurs détails les questions dont nous n'avons fait qu'indiquer l'économie générale.

Le choix d'un emplacement pour l'hôpital d'isolement est un des points sur lesquels l'accord a besoin de se faire le plus tôt possible. Il serait bon aussi, en prévision d'une épidémie quelconque, de se procurer de suite et d'avoir en dépôt, à la disposition de l'administration des Hospices, les baraques qu'on se propose d'élever sur cet emplacement. Il existe à Paris de très bons modèles de ces baraques et tentes, susceptibles d'être montées ou démontées instantanément, et il vaudrait la peine de les soumettre, dès à présent, à l'examen des hommes compétents.

L'organisation des postes sanitaires, la désignation du personnel de ces postes, le choix des moyens de transport pour les cholériques, la déclaration obligatoire des cas de maladie, les secours à domicile, la désinfection sont également des questions sur lesquelles l'opinion du Conseil d'hygiène est, en principe, bien arrêtée, mais qu'on pourrait soumettre, elles aussi, à l'examen de la Commission afin d'avoir des éléments d'information plus variés et plus complets.

En tout cas, Monsieur le Préfet, vous pouvez compter qu'en tout temps, et surtout dans les moments diffi- ciles, le Conseil saura être à la hauteur de ses devoirs et de ses fonctions.

Veuillez agréer, Monsieur le Préfet, l'hommage de la haute considération avec laquelle nous avons l'hon- neur d'être vos bien dévoués,

ROLLET,

Rapporteur.

SÉANCE DU 23 AOUT 1883.

Le Conseil adopte les conclusions de ce rapport et en vote l'impression.

Le Vice-Président,

BREVARD.

Le Secrétaire,

ROLLET.

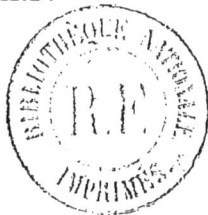

Lyon. — Imp. Schneider frères.

117

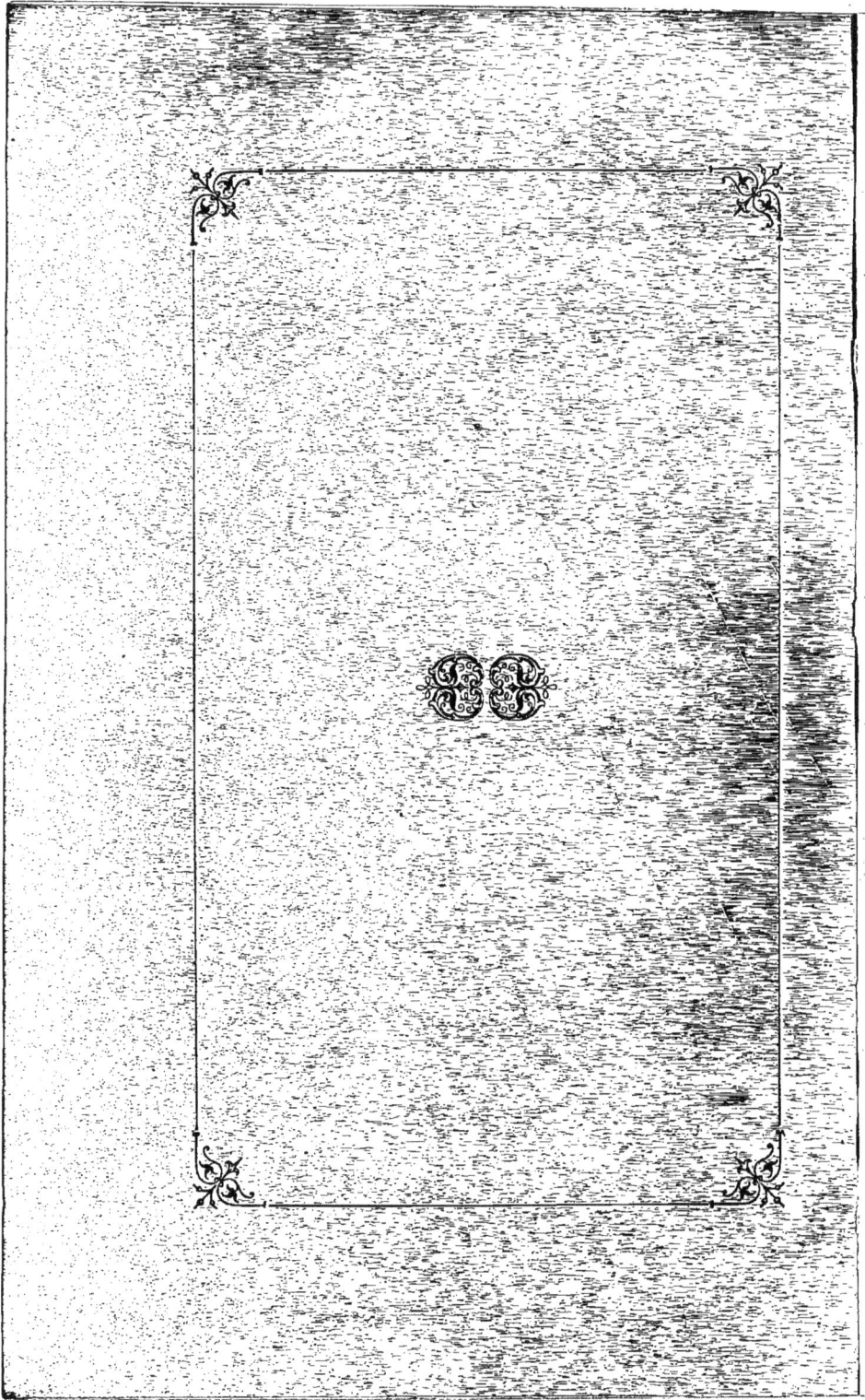

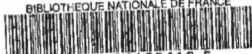

www.ingramcontent.com/pod-product-compliance
Lightning Source LLC
Chambersburg PA
CBHW060445210326
41520CB00015B/3850